Corinne Sudrie

Initiation au Feng Shui

AF153316

Corinne Sudrie

# Initiation au Feng Shui

Éditions Vie

**Imprint**

Any brand names and product names mentioned in this book are subject to trademark, brand or patent protection and are trademarks or registered trademarks of their respective holders. The use of brand names, product names, common names, trade names, product descriptions etc. even without a particular marking in this work is in no way to be construed to mean that such names may be regarded as unrestricted in respect of trademark and brand protection legislation and could thus be used by anyone.

Cover image: www.ingimage.com

Publisher:
Éditions Vie
is a trademark of
Dodo Books Indian Ocean Ltd. and OmniScriptum S.R.L publishing group

120 High Road, East Finchley, London, N2 9ED, United Kingdom
Str. Armeneasca 28/1, office 1, Chisinau MD-2012, Republic of Moldova, Europe
Managing Directors: Ieva Konstantinova, Victoria Ursu
info@omniscriptum.com

Printed at: see last page
ISBN: 978-3-639-73229-0

# INITIATION AU FENG SHUI

## AVANT PROPOS

J'ai souhaité écrire un livre d'initiation au Feng Shui pour permettre à une personne qui ne le connaît pas d'en comprendre rapidement les principes, de pouvoir l'appliquer facilement et commencer à en mesurer l'efficacité.

Il existe deux écoles, une qui utilise la boussole et les 4 points cardinaux, une autre sans boussole qui utilise l'orientation de la porte d'entrée d'une pièce ou de la maison afin d'évaluer le flux d'énergie circulant. Mon constat est que le Feng shui sans boussole fonctionne bien et est plus facile à aborder. Ce sont les principes de base de cette méthode que j'ai choisi d'expliquer dans cet ouvrage.

Il est important d'expérimenter par vous même et ce livre est écrit dans ce but. Une fois expérimenté, vous pourrez ensuite poursuivre votre enseignement en choisissant des livres plus détaillés suivant que vous souhaitez améliorer votre maison, votre bureau, votre jardin. Vous trouverez à la fin du livre une bibliographie qui vous permettra de compléter et approfondir votre connaissance. Vous pourrez même étudier la méthode avec la boussole si cela vous intéresse.

# Qu'est-ce que le Feng Shui ?

La définition du feng shui est issue en partie du livre "Feng Shui force d'Harmonie" d'Alexandra VIRAG et Bruno COLET.

"Le Feng Shui est l'art d'harmoniser l'énergie universelle dans l'habitation".

C'est une science millénaire tibétaine et chinoise.

Elle s'appuie sur une observation des lois universelles de la nature afin de les appliquer à l'aménagement et la décoration intérieure.

Tous les éléments qui entrent en scène dans la décoration de la maison sont remis en mouvement :

- L'agencement du mobilier,
- Les formes des objets décoratifs,
- Les combinaisons de couleurs,
- Le cycle des matières,
- La symbolique qui anime chaque espace intérieur...

En modifiant l'aménagement d'une habitation, nous déplaçons instantanément les courants universels qui circulent de pièce en pièce.

La vibration dans l'espace s'en trouve élevée.

Une harmonie semble naître des lieux.

Cette harmonie relie les habitants à une nouvelle perception de leur environnement intime qui, va à son tour, agir sur leur inconscient.

Des changements peuvent également apporter des problèmes ou troubles dans notre vie.

L'habitation est comme un corps.

Elle filtre et active notre relation psychique avec le monde qui nous entoure d'une façon à chaque fois unique.

Tout ce que nous pensons se matérialise et l'habitation est un moyen visible de comprendre ce que nous sommes.

Lorsque nous déménageons, nous décorons notre intérieur avec nos goûts, des couleurs choisies.

Nous attribuons à chaque objet une place définie et non une autre. Cette place est en symbiose avec notre état d'esprit.

Inconsciemment cela a pour effet d'ajuster une cartographie de notre psychisme, et l'agencement zone par zone de l'habitation en est le reflet.

Si nous prenons conscience de cette interaction naturelle, que nous la stimulons et l'utilisons tel un tremplin, nous allons déclencher d'emblée par effet de miroir des transformations dans la vie des habitants :

- De l'amour aux affaires,
- De la santé aux enfants,
- De la profession à l'abondance,
- De la communication au développement intérieur...

# Principes de base

## *Le CHI*

Le CHI est la "Respiration Cosmique" ou énergie qui se trouve partout autour de nous, dans l'atmosphère, dans la terre et dans les hommes.

Les Indiens parlent de "prana" et quant aux Grecs ils font référence au "pneuma".

C'est le principe le plus important du Feng Shui, il est utilisé pour augmenter le bonheur, la richesse et la santé. Il est important que l'énergie soit régénérée régulièrement et qu'elle ne stagne pas sinon toute la créativité disparaît : c'est pourquoi le terme de respiration est utilisé comme source de mouvement.

Tout est en constant mouvement dans notre vie.

Le fait de regarder avec un œil neuf :

- un meuble usé,
- une bibliothèque en désordre,
- une plante qui prend trop de place,
- ou un objet qui fait référence à une période de mal être

nous incite à faire des modifications importantes.

Ces changements modifient la qualité du chi dans la maison et chez les occupants.

Appliquer des changements dans notre maison va également engendrer du renouveau dans notre vie.

Par contre un environnement qui ne change pas rend les nouvelles prises de décisions difficiles à appliquer. Cela nous maintient dans notre stabilité, en d'autres termes rien ne change.

Exemple : vous faites un stage d'huiles essentielles vous revenez enchanter de ce stage. Chez vous, vous constatez que vous n'avez pas les huiles essentielles pour les utiliser comme dans le stage. Si vous n'achetez pas les huiles essentielles, il est fort probable que ce stage ne vous serve à rien car vous ne les utiliserez jamais. Par contre si vous les achetez vous n'aurez pas de problèmes pour intégrer le stage.

Il y a des personnes qui choisissent leur mobilier pour la vie.

Si nous réalisons que notre maison met en scène ce qui se joue dans notre vie, que nous procédons aux changements nécessaires pour maintenir l'harmonie et la vigueur de l'énergie qui circule, alors nous composons des endroits agréables qui nous protègent et nous accompagnent dans notre évolution personnelle et tout au long de notre vie.

## *Le Yin et le Yang*

La conception d'une maison doit être équilibrée sur le plan du yin et du yang. Lorsque que l'un des éléments l'emporte sur l'autre, les gens ne s'y sentent pas bien. Cela crée des endroits rarement agréables à vivre.

| Yang | Masculin, dur, sec, chaud - brûlant, ciel, soleil, avant, droit, angulaire (angle droit), grand, haut, étroit, couleur claire, simple, vertical, géométrique, large fenêtre |
|------|-----|
| Yin | Féminin, moelleux - doux, humide, sombre, frais - froid, terre, lune, arrière, courbé, arrondi, petit, bas, large, couleur foncée, orné , horizontal, floral |

Une pièce extrêmement yin ressemble à une chambre obscure, un sous-sol sans lumière.

Pour rendre une pièce yin équilibrée il faut rajouter des composants yang : lumière, couleur claire.

Pour rendre une pièce yang équilibrée il faut rajouter des composants yin : draperie autour des fenêtres, couleurs foncées, des arrondis.

**Immeuble yang**

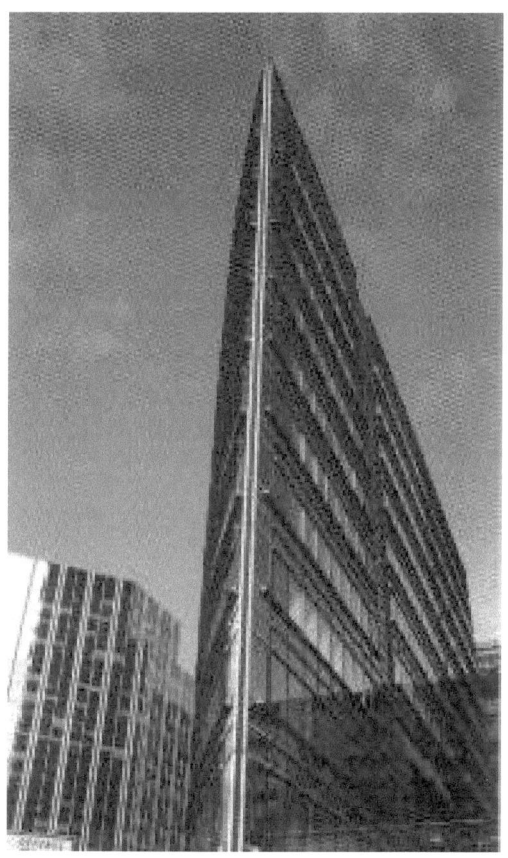

yin

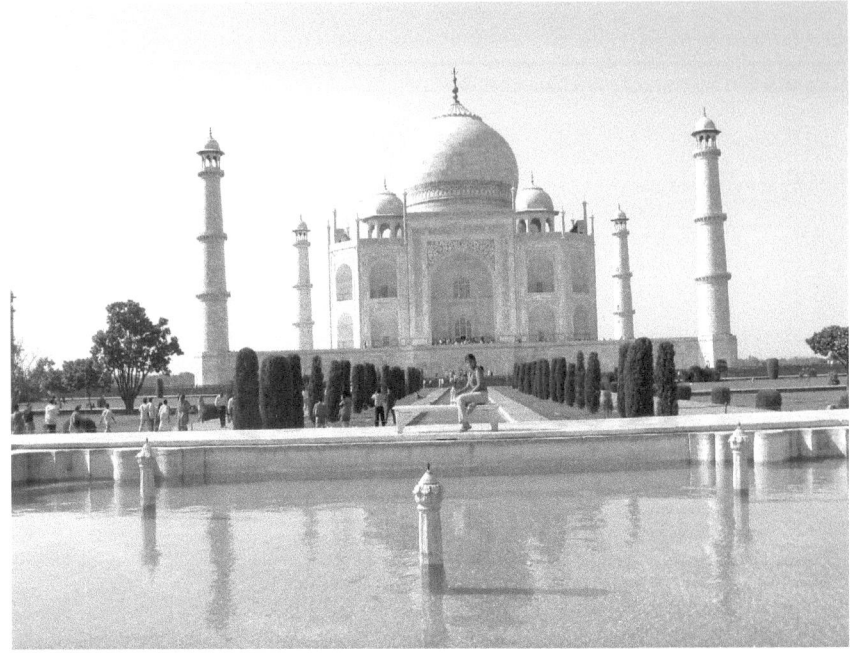

### *Les Cinq Eléments*

Pour expliquer la vie sur terre, la notion de YIN et de YANG n'est pas suffisante.

La vie n'est pas uniquement blanche ou noire, il existe une variété de couleurs sur notre planète. Le blanc et le noir sont assez restreints par rapport à la panoplie de toutes les couleurs et nuances existantes.

La théorie des Cinq Eléments complète donc la notion de Yin et de Yang. Elle décrit la succession des saisons et des activités.

Ces 5 éléments participent à la composition de tout ce qui existe physiquement sur terre : tout ce qui se trouve sur terre vivant ou non est une combinaison de feu, de terre, de bois, d'eau et de métal (en quantité normale, en excès ou en carence).

Le corps humain est un mélange des 5 éléments.

Nous sommes heureux et en harmonie lorsque nous sommes dans des lieux qui reflètent les 5 éléments.

Voici le cycle d'engendrement des saisons :

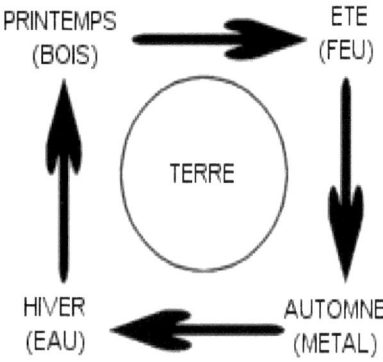

Au tout début l'élément terre se trouvait au milieu des 4 autres éléments puis les taoïstes ont considéré que la terre pouvait s'intercaler entre l'été et l'automne, formant ainsi une cinquième saison qu'on appelle communément aujourd'hui l'été indien. L'été indien est une période entre la fin de l'été et le début de l'automne, c'est un temps pour la récolte des fruits de la terre.

Le bois (printemps) nourrit le feu (été) qui lui-même engendre la terre (récoltes), la terre produit le métal (automne), le métal dynamise l'eau (hiver), et l'eau fait pousser le bois.

## (a) Élément BOIS

- Meubles et accessoires en bois
- Lambris, plinthes, toit, terrasse
- Fleurs et plantes même en soie, plastique ou séchées
- Textile à base de plante (coton, rayonne)
- Imprimés floraux (sur canapé, rideau, mur, drap de lit, …)
- Figures de paysage, jardin, plante, fleur (sur objet décoratif et tableau)
- Objets en forme de tronc d'arbre, colonne, piédestaux, poutres, poteaux, imprimés à bandes verticales
- Couleur verte ou bleue

## (b) Élément FEU

- Lumière et chaleur (électrique, à huile, bougie, gaz, soleil, cheminée)
- Choses faites à partir d'animaux, en fourrure, peau, os, plume, laine
- Animaux domestiques et sauvages
- Figures d'humains, animaux, du soleil, la lumière ou le feu (sur objet décoratif et tableau)
- Objets en forme de triangle, pyramide, cône
- Couleur rouge

## (c) Élément TERRE

- Brique, carreau en terre cuite, maison ou mur en torchis
- Objet en terre ou céramique
- Figures de paysage terrien : champ, contrée désertique (sur objet décoratif et

tableau)

- Objets en forme de carré, rectangulaire et surfaces longues et planes
- Couleur jaune et terre

## (d) Élément METAL

- Métaux, inox, cuivre, étain, fer, aluminium, or, argent
- Pierre, roche, marbre, granite,…
- Cristal de roche, pierre précieuse et semi-précieuse
- Objet décoratif en métal ou pierre
- Objets en forme de cercle, rond, ovale, arche
- Couleur blanche et ton pastel

## (e) Élément EAU

- Pièce d'eau, rivière, fontaine,
- Toute surface qui offre un reflet (glace, verre, cristal,…)
- Objet décoratif associé à l'eau
- Objets en forme asymétrique, libre, courbe
- Couleur noire et ton foncé

# Synthèse des 5 éléments

| Cinq Eléments | METAL | EAU | BOIS | FEU | TERRE |
|---|---|---|---|---|---|
| POINT CARDINAL | ouest | nord | est | sud | centre |
| PAYSAGES | pente douce, sommet arrondi | pente douce, sommet en plateau vallonné | pente verticale, sommet arrondi | pente verticale, sommet pointu | Plateau |
| Couleur | Blanc / pastel | Foncé / marine / gris anthracite | Vert / bleu | Rouge | Jaune |
| Matériaux | Métaux, pierre | Glace, verre, cristal | Bois, lambris, plante, toit, terrasse, fleurs | Lumière, objet fait à partir d'animaux | Terre cuite, céramique |
| Forme | (demi-cercle / tête) | (courbe ondulée) | (rectangle vertical) | (triangle) | (rectangle horizontal) |

### (f) Combinaisons entre les éléments

Il existe une quantité de combinaisons pour marier les différents éléments. En plus un objet peut comporter plusieurs éléments comme la plage :

Eau : la mer

Bois : les algues dans la mer, les joncs sur le sable

Feu : les poissons

Terre : le sable

Métal : les rochers.

Autre exemple : on voit souvent un aquarium dans les restaurants asiatiques car c'est un objet qui harmonise la pièce dans laquelle il se trouve puisqu'il contient les 5 éléments. Regarder un aquarium nous détend, fait naître en nous la paix et l'harmonie.

Mettre les 5 éléments ensemble permet de faire circuler le chi dans toute la pièce.

Les **Cinq Eléments** du Feng Shui ont des significations spécifiques et il ne faut pas les utiliser en excès :

- **Bois** : favorise l'ouverture    en excès : indécision
- **Feu** : joie, communication    en excès : agressivité
- **Terre** : stabilité    en excès : freine les initiatives, résistance, lenteur
- **Métal** : organisation, structure en excès : inflexibilité, obstination, rigidité
- **Eau** : souplesse    en excès : désinvolture, indifférence

**(g) Principe pour repérer les 5 éléments dans une pièce**

Recenser tous les objets d'une pièce en utilisant le modèle ci-dessous (chaque objet peut appartenir à plusieurs éléments). Cela vous permet de voir si dans votre pièce il existe un déséquilibre, une dominante ou une carence d'un ou plusieurs éléments :

| Recherchez | Exemples |
|---|---|
| La composition des objets | Bahut en chêne (bois), table en fer forgé (métal), parquet (bois), carrelage (terre), miroir (eau), vase en cristal (eau) |
| La forme des objets | Table ovale (métal), table rectangulaire (terre), poutre (bois), pyramide (feu) |
| La couleur des objets | Chaise rouge (feu), lampe avec un abat-jour blanc (métal), nappe verte (bois), mur jaune (terre), téléviseur noir (eau) |

**(h) Le cycle de développement et de contrôle**

- **le cycle constructif ou cycle d'engendrement : loi d'addition.**

  - Le bois attise et nourrit le feu,
  - Le feu nourrit la terre car il produit des cendres qui se mélangent ensuite à la terre,
  - La terre crée le métal,
  - Le métal dynamise l'eau c'est pourquoi on trouve dans l'eau des oligo-éléments,
  - L'eau fait pousser les arbres et les plantes.

Voici le schéma qui décrit le cycle d'engendrement :

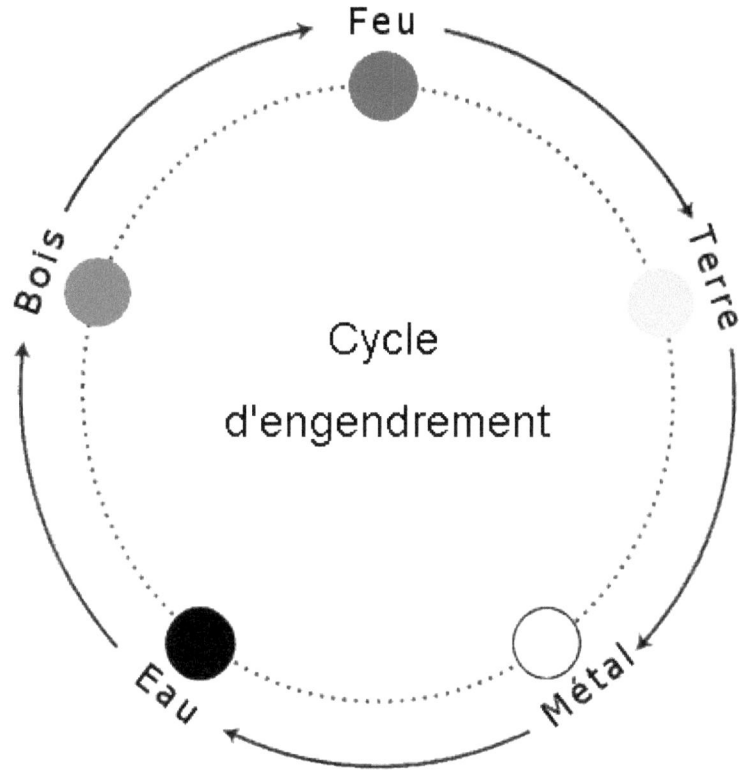

Cela permet de voir comment les éléments s'alimentent et se fortifient entre eux.

- **Cycle de contrôle ou destructif ou de soumission : loi de soustraction**

  - Le bois, lorsqu'un arbre est planté, épuise la terre car il prend les éléments nutritifs contenus dans la terre,
  - La terre contrôle l'eau, car elle absorbe l'eau,

- L'eau éteint le feu,
- Le feu fait fondre le métal,
- Le métal coupe le bois.

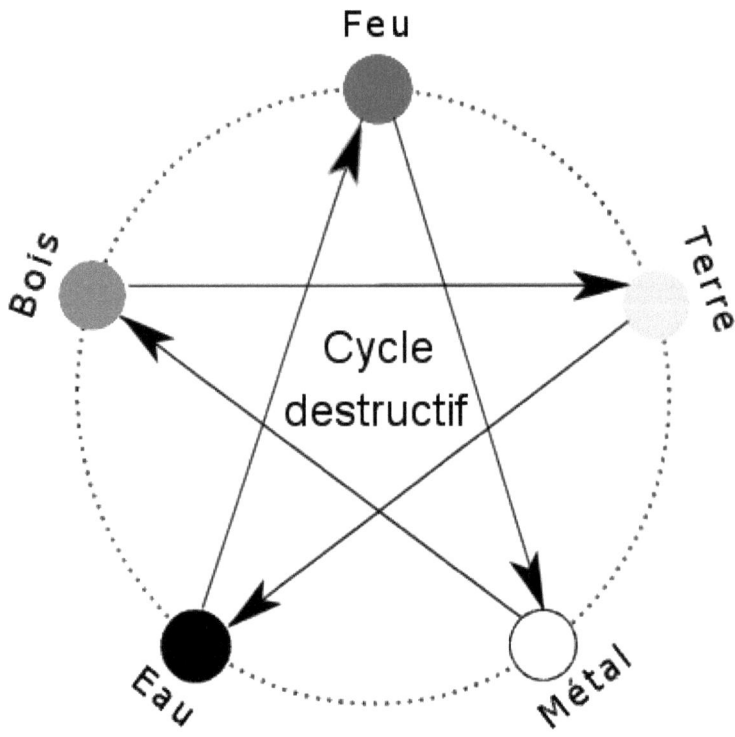

Le cycle de contrôle est très utile car c'est parfois le seul moyen de créer un endroit harmonieux.

**Exemple :**

Si, dans une maison, la dominante est bois, il faut utiliser le métal pour contrôler le bois à la fois dans sa forme primitive et par sa couleur, puis on introduit l'élément terre car c'est l'élément qui nourrit le métal ainsi que le feu car il consume le bois. Par contre on réduit au maximum l'eau qui va nourrir le bois.

Si le feu est dominant, il faut d'abord le contrôler avec l'eau, puis introduire le métal qui va nourrir l'eau ainsi que la terre qui va consommer le surplus de feu. On utilise très peu de bois parce qu'il nourrit le feu.

Si la terre est dominante, il faut d'abord la contrôler avec le bois, puis introduire de l'eau qui va nourrir le bois ainsi que le métal qui va consommer le surplus de terre. On utilise très peu de feu parce qu'il nourrit la terre.

Si le métal est dominant, il faut d'abord le contrôler avec le feu, puis introduire le bois qui va nourrir le feu ainsi que l'eau qui va consommer le surplus de métal. On utilise très peu de terre parce qu'il nourrit le métal.

Si l'eau est dominante, il faut d'abord le contrôler avec la terre puis introduire le feu qui va nourrir la terre ainsi que le bois qui va consommer le surplus d'eau. On utilise très peu de métal parce qu'il nourrit l'eau.

# Les règles de bases du FENG SHUI à connaître

Voici les principes généraux du Feng Shui qu'il faut appliquer pour améliorer notre vie quotidienne.

Ces principes sont valables pour toutes les pièces de l'habitat.

## *La luminosité*

Un des remèdes essentiels du Feng Shui s'appliquant à toutes les pièces concerne la luminosité à l'intérieur de la maison.

L'ajout de lumière dans une pièce en augmente le chi.

Cela va entraîner des changements positifs dans la vie des occupants.

La meilleure des lumières reste bien sûr la lumière naturelle émise par le soleil.

Il est important pour l'être humain de s'exposer chaque jour quelque temps aux rayons du soleil, même si celui-ci est voilé.

A l'intérieur, l'éclairage doit, dans la mesure du possible, reproduire le plus fidèlement celui du soleil.

Il doit être suffisamment puissant pour être bénéfique et égal dans tous les coins de la pièce.

C'est d'autant plus important à respecter dans des pièces possédant peu ou pas d'ouvertures laissant entrer la lumière naturelle.

## Eviter le désordre

Le désordre est un des ennemis du Feng Shui.

Les pièces encombrées d'objets inutiles ou de trop de meubles, de bibelots empêchent une bonne circulation du chi.

Un amas d'objets confus a une incidence certaine sur l'esprit et n'aide pas à la clarté.

Se débarrasser des éléments inutiles et ranger le reste permet donc d'y voir plus clair dans sa propre vie et de mettre toutes les chances de son côté pour une efficacité maximale des remèdes Feng Shui.

Quelles sont les choses que nous aimons, qui nous rappellent des évènements agréables, qui évoquent des mauvais moments ?

Regarder dans quel secteur sont positionner les objets qui diminuent le chi (objets non agréables) et celles qui augmentent le chi.

Souvent on tombe sur des secteurs que l'on souhaiterait intensifier.

Il faut faire le tri et se débarrasser des choses qui nous rappellent de mauvais souvenir ou qui nous encombrent et que nous n'utilisons jamais.

Cela épuise le chi bénéfique qui n'a plus la force de circuler.

Les placards, débarras, caves, greniers et garages comptent.

Un garage mal rangé, un placard où nous entassons à la va vite pêle-mêle engendre un chi nocif et malsain.

Regarder l'impression que l'on a lorsque nous ouvrons un placard bien rangé et un autre mal rangé.

Il faut se poser la question :

- ai-je besoin de cet objet ?
- est-ce que cet objet me plait ?

La réponse devrait être oui à au moins une des questions, sinon il faut s'en débarrasser.

Débarrasser vous des objets cassés, usés, qui ne vont plus : jetez, réparez, vendez, échangez, donnez. Passer toute la maison en revue.

### La propreté

La propreté de la maison est également importante.

Un grand ménage accompagné de musique et d'une grande aération permet de faire circuler les énergies dans la maison et d'en faire entrer de nouvelles positives.

Cependant il faut ensuite réussir à conserver un bon degré de propreté au quotidien !

### Le choix judicieux des couleurs

Les couleurs ont leur importance quelle que soit la pièce de la maison (cf signification des codes couleurs).

### Le bon fonctionnement des appareils

Tous les appareils de la maison doivent être maintenus en état de marche.

Une ampoule grillée dans la cuisine ou un appareil électroménager défectueux sont autant d'éléments susceptibles d'éloigner le chi de la pièce concernée.

## Les routes

Les routes sont considérées comme un cours d'eau.

Plus les routes qui longent nos maisons sont larges et fréquentées, plus il faut se protéger ( une plante entre la route et la maison protège, une fontaine dans une pièce de l'avant produit un chi enrichissant, mettre des plantes vivantes pour agrémenter les clôtures et les murs.)

Les voies sans issues et les intersections en T posent des problèmes, on protège avec des barrières et des plantes.

## Les portes et les fenêtres

Le chi sort et rentre par les portes et les fenêtres.

Le chi doit onduler.

Si les fenêtres ou portes sont trop grandes le chi passe rapidement et est éphémère (il faut rajouter des éléments yin).

Si par contre il n'y a pas de fenêtre le chi stagne (il faut rajouter des éléments yang : miroir, fleurs, couleurs vives, lumière).

Les portes mal placées sont source de problème de santé et de conflits de personnalités.

**Les portes exactement face à face ou totalement décalées sont idéales.**

Mais il faut se méfier des portes qui semblent en vis à vis et qui dans la réalité ne le sont pas : C'est une source de problèmes de santé, de difficultés professionnelles ou familiales. On apporte une correction en mettant des miroirs ou tableaux.

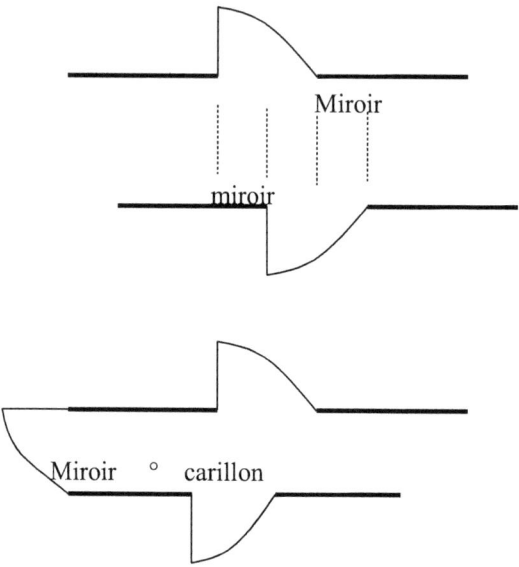

Dans ce cas, les gens ne cessent de se quereller, apportant chacun des opinions différentes : mettre un carillon ou une lumière au-dessus de chaque porte

Les portes de salle de bain ne doivent pas être face à face : cela peut générer des maux dans la partie centrale du corps, des diarrhées, des pertes d'argent. (Placez des miroirs ou tableaux sur les 2 portes).

La porte d'entrée doit s'ouvrir à fond.

Rien ne doit l'empêcher de s'ouvrir (il ne doit pas y avoir de meubles qui gênent ou des choses rangées derrière elle).

Si la porte s'ouvre à fond c'est que les gens sont prêts à saisir toutes les opportunités qui s'offrent à eux.

Si un mur se trouve à moins de 2 m de la porte d'entrée, accrochez à ce mur un miroir ou un tableau, mais il ne faut pas qu'il reflète la porte d'entrée.

Si une porte d'entrée conduit directement à la porte de service ou de jardin : le chi ressort aussitôt. Les occasions favorables ne pourront pas être utilisées.
Mettre un carillon éolien qui va stimuler les occasions favorables.

## Les garages

Un garage qui est à l'avant, donne trop d'importance à la voiture.
Les gens se plaignent de courir d'un endroit à un autre et de vivre dans leur voiture.
Cela est augmenté si le garage est en désordre.

Aller et venir dans un fouillis peut être une métaphore pour ce qui se passe dans nos vies. (On court dans tous les sens)

Idéal : garage dans son propre bâtiment à l'arrière ou sur les côtés de la propriété.
Peignez le garage de la même couleur pour éviter l'attention sur la porte.
Le garage doit être rangé. Si on entre et on sort par le garage, il faut que cette entrée soit embelli, lumineuse, avec un accès facile.

## L'entrée

L'entrée classique est soit un vestibule, un salon, un hall.

Si nous rentrons directement dans la salle à manger ou une cuisine, un bureau, une chambre ce n'est pas neutre.

La pièce la plus proche de l'entrée principale est le reflet de la manière dont vivent les occupants de la maison.

Si la 1$^{ère}$ pièce que nous voyons lorsque nous rentrons est une cuisine ou une salle à manger : les occupants sont axés sur la nourriture, prise de poids

Si la 1$^{ère}$ pièce que nous voyons lorsque nous rentrons est une salle de bain : la santé et la richesse des habitants partira avec l'eau, les occupants passent un temps fou à se pomponner et à se laver les mains.
Si les toilettes sont dans la même pièce : il y a risque d'infections urinaires, besoin urgent d'aller aux toilettes avant d'avoir mis la clef sous la porte.

Si la 1$^{ère}$ pièce que nous voyons lorsque nous rentrons est une chambre : les occupants sont fatigués et ont envie de s'allonger, sexualité.

Si la 1$^{ère}$ pièce que nous voyons lorsque nous rentrons est une salle de jeu : les occupants gaspillent leur temps et leur argent.

Si la 1$^{ère}$ pièce que nous voyons lorsque nous rentrons est un bureau : les occupants se mettent tout de suite au travail.

Pourtant il est utile d'avoir un moment à soi avant de commencer à travailler, c'est notre sas de décompression.

Il est préférable d'avoir les chambres à l'arrière et un bureau à l'avant.

## Les angles et coins

Les angles et coins des meubles ou des murs sont tranchants comme des flèches.

Il est important que les angles ne soient pas dirigés vers la porte d'entrée : cela semble dire « allez-vous-en ».

Dans ce cas, disposez les meubles en diagonale, ou choisissez des meubles à angle arrondi, ou placez une plante sur l'angle.

## Les escaliers

Les escaliers qui font face à la porte d'entrée sont source de problèmes de santé, le bonheur fuit.

Il faut mettre un écran entre l'escalier et la porte : plante, paravent, meuble ou objet.

Si vous n'avez pas la place, suspendez un cristal rond à facette en bas des escaliers et au-dessus de la dernière marche.

Evitez de suspendre des tableaux en ordre descendant, mais accrochez-les à la même hauteur.

Evitez les escaliers à claire-voie. Mettre des plantes en dessous pour faire monter le chi.

Si l'escalier s'arrête trop près d'un mur, installez un miroir sur le mur pour approfondir le champ.

## Les poutres

Les poutres apparentes sont nuisibles car elles sont considérées comme écrasantes, nuisent à la santé et à la chance des occupants.

Dans une chambre, elles peuvent causer des problèmes de santé et des angoisses. Au-dessus de la tête du lit elles donnent des maux de tête et migraines, au-dessus de l'estomac : ulcères troubles intestinaux.

Au-dessus de votre cuisine ou salle à manger : perte d'argent et surtout non remboursement de ce qui vous est dû.

Mettre une étoffe légère, bambou, peindre en couleur claire.

# Les huit Aspirations ou BAGUA ou PAKUA

La méthode de base des Huit Aspirations est connue aussi comme celle des Aspirations de la Vie.

Le bagua est l'outil de travail des maîtres Feng Shui, il est divisé en 8 secteurs représentant chacun un aspect de notre vie.

Par exemple, le sud-ouest est l'emplacement du mariage et du bonheur conjugal.

| Sud-Est | Sud | Sud-Ouest |
|---|---|---|
| (Bois) | (Feu) | (Terre) |
| **Richesse & Prospérité** | **Reconnaissance & Réputation** | **Perspective de mariage & Bonheur conjugal** |
| Est | | Ouest |
| (Bois) | | (Métal) |
| **Relations familiales & Santé** | | **Enfants, Sérénité & Joie / créativité** |
| Nord-Est | Nord | Nord-Ouest |
| (Terre) | (Eau) | (Métal) |
| **Education/ Connaissance** | **Perspectives professionnelles** | **Mentors & Gens secourables Bienveillance / voyages** |

PORTE D'ENTRÉE

Vous pouvez ainsi améliorer le Feng Shui de votre maison, bureau ou chambre.

Il suffit de superposer le BaGua en positionnant la zone "Perspectives professionnelles" sur la porte d'entrée ou sur le mur la soutenant (quand celle-ci n'est pas au milieu du mur), comme si nous étions prêts à franchir pour rentrer dans l'édifice ou la pièce.

Donc la porte d'entrée se trouve soit dans le secteur Connaissance / Education, soit dans Perspectives professionnelles, soit dans Bienveillance / Voyages.

Le pakua divise en 8 secteurs la maison ou la pièce. Chaque secteur correspond à une aspiration de l'existence.

En fonction de votre aspiration, vous pouvez ainsi choisir d'activer telle ou telle zone.

**Les parties manquantes du BAGUA**

lorsqu'un secteur se trouve à l'extérieur du bagua, nous considérons qu'il manque à l'appel.

Il va falloir trouver un moyen de le réintégrer en utilisant les différents remèdes du feng shui.

L'objectif est de remplir la partie manquante avec quelque chose de suffisamment imposant pour faire partie intégrante de la maison.

Puis nous ajoutons les couleurs et des objets associés au secteur du bagua manquant.

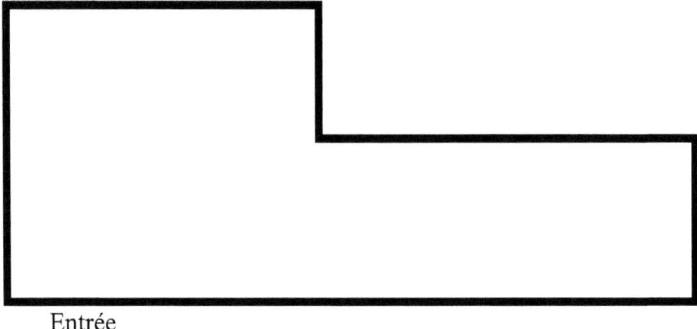

Entrée

Le secteur perspective de mariage et bonheur conjugal est manquant. Pour réintégrer le secteur plusieurs solutions sont possibles :

- Faire une terrasse couverte, mettre des fleurs blanches et roses ou rouges.
- Des objets personnels qui symbolisent l'amour, cœurs, souvenir de vacances

amoureux, des photos de couple.

- Mettre une clôture, un réverbère, un jardin paysager incluant de larges rocailles et des plantes de grande taille, une pièce d'eau, une chute d'eau, une fontaine, une sculpture.

Si vous vivez dans un appartement et qu'il est impossible de travailler à l'extérieur :

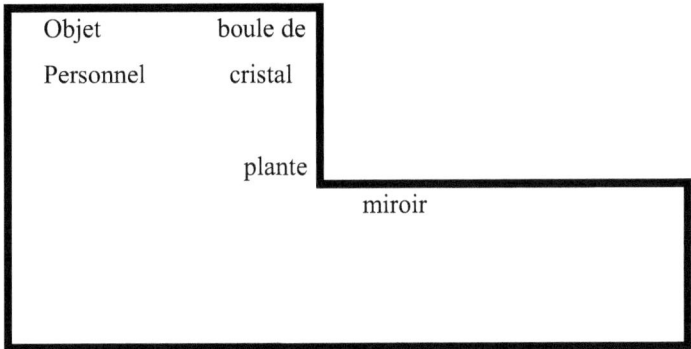

L'objet personnel doit représenter la notion d'amour pour nous.

## L'application du Feng Shui chez soi

### *L'Entrée*

Cette pièce constitue l'un des lieux les plus importants de la maison, contrairement à ce que nous pourrions penser.

Il s'agit, en effet, de l'espace dans lequel nous pénétrons en premier une fois passée la porte d'entrée principale.

L'impression que nous avons en passant la porte ou le portail d'une maison est capitale et conditionne ensuite notre état d'esprit dans la maison.

Une entrée austère ou lugubre déclenchera un sentiment de tristesse ou de mal-être chez quiconque pénétrera dans la maison.

Dans ce cas éclairer votre entrée par un papier peint ou une peinture clair qui amène de la lumière.

L'entrée fait aussi office de réceptacle des énergies qui se glissent dans la maison.

Celle-ci doit donc être à la hauteur de son rôle de point de contrôle des énergies.

Elle représente en quelque sorte « la bouche » de l'habitation, elle reçoit tout ce qui y entre, les bonnes comme les mauvaises choses.

Pour une bonne représentation de la maison et une bonne captation des énergies positives, l'entrée doit être **bien éclairée**, sans zone d'ombre, accueillante et agréable.

La vue depuis la porte d'entrée doit être dégagée et donner de préférence sur un hall ou le salon qui offre une vision reposante d'un endroit confortable et agréable.

Un **carillon** peut être suspendu dans l'entrée afin d'attirer le chi dans la maison et de le faire circuler.

Un **miroir** permet aussi d'apporter un peu de profondeur à une entrée exiguë.
Le miroir ne doit pas être en face de la porte d'entrée car sinon il renvoie le chi à l'extérieur.

## *Le Salon*

Le salon est la pièce commune principale de la maison. Elle représente les contacts sociaux puisqu'elle reçoit les visiteurs.

Le salon doit être de préférence situé sur le devant de la maison et si possible face à la porte d'entrée.

L'aménagement de cet espace doit être voué à la relaxation et à un sentiment de bien-être.

L'agencement des fauteuils et canapés doit être propice à la conversation, à l'ouverture vers l'autre et à l'échange.

Dans la mesure du possible, les sièges ne doivent pas tourner le dos à la porte, risquant de créer un sentiment de vulnérabilité pour leurs occupants.

Les couleurs les plus bénéfiques pour le salon sont des couleurs multiples qui invitent à l'échange, à la rencontre et au partage.

Cependant les tons de prédilections restent le jaune parce qu'il stimule la conversation et favorise la convivialité et l'harmonie entre tous les membres. Les teintes délicates claires sont appréciées dans un salon.

L'eau favorise un chi bénéfique (aquarium ou fontaine)

Evitez les objets pointus (épée, couteaux, trophée de chasse,...) sur les murs, les lampes et objets décoratifs à angle ou bord aigus.

Le mobilier doit être robuste et les fauteuils et les canapés doivent posséder des dossiers hauts, pour symboliser le soutien et l'aide dans la vie. Ne pas mettre trop de mobilier car cela empêche de faire circuler le chi.

Le quartz naturel, l'améthyste et les cristaux de verre ainsi que les vases en céramique ou en terre cuite sont bien venus dans le secteur nord-est de la pièce pour dynamiser la chance.

Pour minimiser l'effet négatif d'une télé mettre une plante devant l'appareil afin qu'elle absorbe cette mauvaise énergie.

Ne mettez pas des plantes à feuilles pointues.

### *La salle à manger*

Cet espace correspond au rapport à la carrière.

Il est donc important d'en prendre particulièrement soin.

La salle à manger ne doit pas être dans l'alignement de la porte d'entrée, ni sous des toilettes situées à l'étage (annihile la chance, remarque : connaître l'agencement de l'occupant du dessus).

Si nous n'avons pas de salle à manger séparée du salon, créez un coin repas dans le salon en le séparant du reste de la pièce.

Plus la table est grande plus l'énergie qui s'en dégage et la force sont importantes.

Tous les types de tables sont préconisés, cependant la table ronde ou ovale favorise la convivialité.

Il est possible de disposer des miroirs reflétant les plats servis à table afin de donner une sensation d'abondance et de favoriser les énergies positives. Cela renforce la richesse.

Ne vous asseyez pas sous une poutre. Traitez la poutre auparavant.

Les couleurs vives sont les mieux adaptées à la salle à manger.

## *La Cuisine*

La cuisine est donc une pièce importante de la maison à laquelle il faut prêter une attention toute particulière.

Le fourneau, élément principal de la cuisine, constitue le troisième pilier de la vie dans la maison.

Deux éléments incompatibles : eau et feu sont réunis dans cette pièce.

- Feu : four et plaque chauffante

- Eau : réfrigérateur, évier, lave-vaisselle, machine à laver.

Il faut donc que ces éléments ne soient pas face à face ni à côté.

Il ne faut pas non plus qu'ils soient face à la porte d'entrée ou celle qui donne sur l'arrière de la maison.

L'eau détruit le feu cela peut donner donc des disputes dans la famille.

Le plan de travail doit être dégagé.

### (a) L'emplacement et la taille de la cuisine dans l'habitation

La cuisine doit, dans la mesure du possible, se situer à l'arrière de la maison et ne surtout pas être visible depuis l'entrée.

En ce qui concerne la taille de la cuisine, plus celle-ci est spacieuse plus la fortune sourit aux occupants de l'habitation.

Si la cuisine est de taille modeste, il est possible de lui donner un aspect plus grand en plaçant des miroirs à des endroits stratégiques.

Comme dans toutes les pièces, une bonne luminosité est essentielle dans la cuisine.

Les couleurs de prédilection pour cette pièce sont le blanc, qui met en valeur les couleurs des aliments.

## (b) L'emplacement du fourneau dans le Feng Shui

Selon les préceptes du Feng Shui, c'est la nourriture qui fait pénétrer le chi dans notre corps.

Le fourneau, c'est-à-dire l'endroit où nous préparons la nourriture est donc source d'énergie pour le corps humain, c'est pourquoi il faut en prendre soin.

La symbolique du fourneau touche à plusieurs domaines :
- La situation financière,
- La qualité du mariage,
- L'harmonie du foyer,
- La sécurité physique des occupants de l'habitation,
- La santé de la famille.

Dans la pièce, le fourneau doit être placé de façon à ce que la personne qui cuisine puisse voir la porte d'entrée pour ne pas être surpris (nous retrouvons ici le même principe que celui du lit dans la chambre).

En effet, toutes les impressions et les sensations du cuisinier se transmettent aux personnes qui mangent ce qu'il cuisine (peur qui peut dériver en colère).
La place la plus appropriée reste donc le milieu de la pièce afin de contrôler tout ce qu'il s'y passe.
Si cela n'est pas possible, il existe des stratagèmes pour y remédier.
En plaçant un miroir reflétant la porte devant le fourneau, le cuisinier n'est donc plus préoccupé par ce qu'il se passe derrière lui puisqu'il peut le voir.
Attention le miroir ne doit pas refléter la nourriture cuisant sur la plaque.

### (c)  La qualité du fourneau (plaque et four)

La qualité et l'état du four sont aussi importants.

Ils représentent un facteur de richesse.

Un fourneau sale, ou en mauvais état conduit son propriétaire à une attitude lasse et déprimée, et cela peut même aller jusqu'à provoquer des problèmes d'argent dans la maison.

Si les brûleurs sont encrassés les affaires ne marcheront pas bien.

## *La Chambre*

La chambre, et plus particulièrement le lit, constituent le second pilier de vie après l'entrée de la demeure.

Cette pièce est le fondement du repos, de la santé et des relations ou du mariage.

### (a)  L'emplacement de la chambre

Idéalement, la chambre principale doit se trouver à l'arrière de la maison, le plus loin possible de la porte d'entrée.

Elle ne doit comporter qu'une seule porte afin d'éviter de possible fuite d'énergie ainsi qu'un mouvement constant empêchant un repos réparateur.

Si la chambre a plusieurs portes, notamment donnant sur une salle de bain, il est possible de contrecarrer l'effet négatif en la conservant fermée et en plaçant un miroir sur la porte à l'intérieur de la chambre.

La pièce doit aussi être de taille moyenne, une chambre trop grande entraînant désorientation, confusion et conflit dans le couple.

Si la salle de bain est attenante à la chambre évitez de mettre la tête de lit contre le mur mitoyen.

Nous pouvons diffuser de l'HE de lavande et de géranium avant de se coucher pour que la chambre soit accueillante.

Il faut que l'énergie yin domine.

### (b) Le lit

Le lit est le point principal de la pièce. Sa position est déterminante et répond à plusieurs critères.

Il doit être le plus loin possible de la porte afin d'en avoir une visibilité claire pour éviter les sensations de stress et d'inquiétude dues à la possibilité d'être surpris.

Le lit ne doit pas être face à la porte (position de mort).

Si des placards sont suspendus au-dessus de votre tête, cela a le même effet que les poutres (maux de tête et insomnie)

La tête du lit doit être appuyée contre un mur sans fenêtre de préférence, pour une sensation de solidité et de soutien. Si le lit est placé sous une fenêtre nous constatons un affaiblissement de l'énergie de la personne, des courants d'air nuisible et une absence de soutien.
Une tête de lit solide contribue à la réussite de la carrière et du mariage.

Les matelas d'eau et les lits ronds sont déconseillés.

Les lits jumeaux avec 2 matelas séparés suggèrent une relation instable et risquent à la longue de conduire au conflit et à la séparation.

### (c) La décoration de la chambre

La décoration de la pièce doit être simple, épurée.

L'espace ne doit pas être embarrassé d'objets ou d'appareils électroniques en trop grands nombres afin de respecter le sommeil et la sensation d'apaisement que nous devons ressentir en entrant dans la pièce (cela peut être source d'infidélité car trop yang).

Ne mettez pas des étagères ouvertes car elles envoient des flèches empoisonnées (peut être la cause de maladie). Transformer les étagères en placards ou les remplir de livres.

Evitez les végétaux qui produisent de l'énergie yang et peuvent provoquer de l'agressivité ou une infidélité dans le couple.

Evitez les glaces dans la chambre car cela peut générer de l'incompréhension, de l'infidélité.

Evitez l'eau même en tableau car elle évoque un risque de cambriolage, d'agression ou de problème financier.

Evitez des lustres anguleux au-dessus du lit.

La porte de la chambre ne doit pas être dans l'alignement de celle des toilettes, d'une autre porte ou d'un escalier. Mettre un boule de cristal ou un carillon.

Arranger vous pour que le miroir ou l'écran de télé ne reflète pas le lit sous peine d'insomnie, de maladie, de tensions dans le couple ou d'adultère. Recouvrez-les d'un tissu pendant la nuit.

La lumière doit être douce, évitez les halogènes. Les abats jour doivent tamiser la lumière (lampe à sel)

Les couleurs préconisées pour la chambre principale sont le rose (amour), la couleur pêche (attirance pour le sexe opposé), le bleu ciel et le vert pâle.
Le noir est à proscrire car trop yin et le rouge trop yang.

Pour une chambre d'enfant on utilisera plutôt du vert et du bleu qui aident au développement, ainsi que du blanc.

### (d) La couleur des draps

La couleur des draps et des couvertures est aussi importante.
Le rose représente le romantisme, le rouge la passion ardente, des draps verts la santé et l'argent et le jaune possède des vertus curatives.

### *La Salle de bain*

Il s'agit de la pièce dédiée à la propreté et à l'élimination.
Son influence joue sur la fortune des occupants de la maison ainsi que sur la circulation de l'eau dans le corps.

**La salle de bain est un espace de fuite énergétique.**

Cet espace de la maison pose problème à cause de sa fonction même.

La pièce est considérée comme malpropre puisqu'elle exerce une fonction de purification et donc de rejets de déchets nocifs.

De plus, les bondes du lavabo et de la baignoire ainsi que les sanitaires représentent des ouvertures propices à la fuite de l'énergie vitale de la maison.

Les sanitaires ne doivent donc pas être visibles immédiatement dès que nous ouvrons la porte, cette dernière doit être maintenue fermée afin d'éviter que le chi ne s'échappe.

Dans tous les cas la porte de la salle de bain doit être maintenue fermée. Pour masquer les toilettes nous pouvons utiliser des rideaux de perles.

S'il n'y a pas de fenêtre créez une illusion d'espace en mettant un miroir. Ne disposez pas 2 miroirs face à face.

Le couvercle des toilettes doit être baissé avant d'activer la chasse d'eau afin de réduire la négativité sinon vous chasserez les finances de la famille puisque l'eau est associée à l'argent.

En ce qui concerne la **décoration de la salle de bain**, celle-ci doit être plaisante et propre afin d'endiguer la saleté qu'elle reçoit chaque jour.

La salle de bain doit être peu meublée et les surfaces dégagées.
Une abondance d'objets crée une atmosphère stagnante et humide.

Les plantes absorbent l'humidité et apportent vie et fraîcheur à la pièce.
De plus elles réduisent le risque de stagnation du chi dans les angles.

La salle de bain doit être bien aérée. Pensez à ouvrir la fenêtre tous les jours.

# Les remèdes du Feng Shui

## *Définition des remèdes*

En langage Feng Shui, un **remède** est le moyen par lequel on procède afin d'apporter un changement à sa vie.

Il s'agit principalement de modifications effectuées dans l'espace dans lequel on évolue.

Ces changements permettent au chi de pouvoir circuler plus librement et ainsi de dispenser son influence bénéfique dans la maison.

Chaque remède correspond à un problème particulier et peut-être mis en place de façon autonome comme :

- Changer l'orientation du lit,
- Veillez au bon fonctionnement d'une source d'une lumière, l'installation d'un miroir à un endroit stratégique…

Les remèdes sont aussi divers et variés que le sont les problèmes et les objectifs personnels.

Cependant, avant de procéder à des changements dans son intérieur, il est important d'analyser sa vie présente et d'identifier très clairement les modifications que l'on veut y apporter.

Les remèdes utilisés n'en seront que plus adaptés et plus performants.
Une fois le remède adéquate appliqué, le travail n'est pas terminé !
L'intention joue un rôle très important dans la réalisation du remède et son efficacité.

Déplacer un meuble ou faire des arrangements dans une pièce sans être vraiment convaincu de leur action bénéfique n'apportera qu'une solution approximative au problème.

Comme il est important d'identifier clairement son problème, il est aussi nécessaire d'être à l'écoute des modifications survenues après application du remède afin d'en tirer la solution au problème.

### Les principaux remèdes

Les principaux remèdes sont les suivants :

### (a) Cristaux

Ils attirent le bon chi et le diffusent dans la pièce.
Les cristaux ronds à facettes régulent le flot du chi.

Ils ralentissent et dispersent le chi quand il se déplace trop rapidement, ou le stimule quand il stagne.

Suspendu devant une fenêtre, il attire le chi extérieur et le fait circuler dans toute la pièce.

Si le cristal est suspendu au-dessus de la dernière marche d'un escalier, il fragmente le chi qui descend en trombe du niveau supérieur de le ralentir.
Ils sont aussi utiles dans les endroits exigus comme un étroit couloir.
Ils permettent d'intensifier n'importe quel secteur du bagua ou de remédier à n'importe quel défaut.

## (b) Eclairages

Ils rehaussent un chi.

Cependant, éviter les néons et les suspensions en forme d'arc.

Sous n'importe quelle forme, c'est le moyen le plus facile d'introduire le chi dans un endroit.

A l'extérieur, il permet d'illuminer un secteur manquant.

Une maison située en contrebas d'une route à laquelle on rajoute une source de lumière aux 4 coins du toit apparaît plus imposante.

Le secteur « Reconnaissance et réputation » sera mis en valeur par une lampe avec un abat jour rouge : le rouge est l'une des couleurs de ce secteur.

Le secteur « Relations familiales et santé » sera intensifié par des bougies vertes et bleues.

Les ampoules fluorescentes sont néfastes, cela détériore le chi de la pièce.

La lumière incandescente ou halogène rehausse le chi et met en valeur les secteurs que l'on désire valoriser.

Une cheminée lorsqu'elle est de grande taille peut brûler le chi du secteur dans lequel elle se situe.

Pour éviter cela mettre un miroir (symbole de l'eau ou un objet en cristal) sur la cheminée et mettre des bûches pour symboliser que le feu est toujours prêt à démarrer. Dans les temps anciens on mettait souvent des grands miroirs sur les cheminées, les gens faisaient donc du feng shui sans le savoir. C'est une question de bon sens et de bien être.

Pendant les mois ou la cheminée n'est pas utilisée mettez un objet qui dissimule son ouverture, un vase de fleurs fraîches ou en tissus.

Types d'éclairage :

- Ampoule incandescente : augmente le chi de façon homogène.
- Spot : sur une zone stimule le chi (bon pour les coins sombres, un secteur particulier, évite la stagnation).
- Néons : provoque des maux de tête, une perte de concentration, une fatigue mentale.
- Halogène : idéale pour réveiller une zone de stagnation
- Lampe dirigée vers les plafonds : utile si les plafonds sont bas ou mansardés.

## (c) Carillon / Musique

En combinant mouvement et son, ils créent le chi, le diffusent et le contrôlent.

Il sert à appeler le chi et à attirer de nouvelles opportunités suivant le secteur dans lequel il se trouve.

Il est important de choisir son carillon car il doit nous plaire et le son doit être mélodieux pour nos oreilles.

Les instruments de musique servent aussi à harmoniser le chi d'un secteur.

La musique fortifie ou adoucit le chi selon sa nature : une musique de rock ou une musique classique n'a pas le même effet sur nous.

Secteur bonheur conjugal : musique remplie d'émotion comme très souvent les slows
Secteur enfants, joie : tonique et pleine d'allant comme la musique disco
Secteur Education / connaissance : classique et sereine comme les morceaux de Mozart en général

La musique : rehausse l'énergie et nettoie les lieux.

## (d) Miroir

Il rehausse et fait circuler le chi.

Il a comme action :

- D'agrandir les pièces étroites afin d'étendre l'espace,
- D'ajouter de la lumière en rendant la pièce plus lumineuse,
- D'apporter de la sécurité en repoussant l'énergie négative,
- De modifier la trajectoire du chi en attirant l'énergie dans la pièce,
- De faire réapparaître les murs ou de restaurer une surface manquante ,
- De multiplier les fenêtres,
- De donner de la majesté à une entrée (ne pas placer le miroir en face de la porte car l'énergie serait renvoyé à l'extérieur),
- De rétablir l'équilibre lorsque 2 murs ne sont pas de même hauteur (le miroir se met sur le mur plus court).

Plus le miroir est grand, plus il est efficace dans les corrections qu'il apporte.

Il faut que le miroir reflète toute la tête de celui qui s'y regarde. Il ne faut pas que la personne se baisse lorsqu'elle se regarde dans un miroir.
Les glaces ne doivent pas être striées, gravées, ou obscurcies par le temps.

Les glaces sont associées à l'élément eau et sont utilisées pour corriger cet élément.

On ne place pas de miroir :

- Au bout d'un long couloir car accentue sa longueur, mieux vaut accrocher le miroir en face d'une porte ce qui élargira la pièce.
- Au pied d'un lit ( j'ai expérimenté plusieurs fois et à chaque fois j'ai très mal dormi avec des réveils fréquents. Le lendemain j'étais plus fatiguée que lorsque

je me suis couchée.

* Deux miroirs l'un en face de l'autre car ils reflètent la même image à l'infini.

### (e) L'importance des couleurs

Chaque couleur a un sens bien particulier.

Saviez-vous qu'en changeant la couleur de vos draps, en mettant des draps rouge ou ocre, vous pouvez favoriser une meilleure sexualité ?

Pour chaque couleur, découvrez sa signification et ce qu'une utilisation excessive peut entraîner :

**Blanc** : pureté
en excès : insatisfaction, indécision, vide
Pièce : bien dans toilettes mais à éviter dans les autres pièces

**Noir** : angoisse, solide, si brillant élégant, manque d'espoir (à éviter)
en excès : dépression

**Gris** (blanc+noir) : hésitation, incertitude

**Jaune** : dynamisme, échange, communication, reconnaissance, honneur
Le jaune tibétain : spiritualité, patience, tolérance
en excès : bavardage, futilité
Pièce : salle à manger, salon, entrée, mais pas dans une chambre ou une salle de bain

**Orange** : joie, gaieté, extériorisation, changement, mouvement
en excès : agitation, instabilité, non durable

Pièce : salle à manger, salon, cuisine, entrée, mais pas dans une chambre ou une salle de bain, ni dans les toilettes

**Rouge** : passion, énergie, pouvoir, renommée, sécurité
en excès : surexcitation
Pièce : zone de réputation, bureau, salon, dans les autres pièces en touches

**Rose** : tendresse, sécurité, protection
en excès : naïveté
Pièce : chambre mais pas dans la salle à manger ni salon, ni bureau

**Violet** : paix, délicatesse, rêve, spiritualité
en excès : manque d'ancrage, repli, isolement
Pièce : salle de méditation, défavorable dans salle à manger, salon, bureau

**Bleu** : intuition, sensibilité, profondeur, couleur de l'âme et de la connaissance et de la sagesse.
en excès : repli, manque de communication
Pièce : dans une chambre peut nuire à la communication dans un couple, favorable dans salle de bain, bibliothèque, salle de méditation, ne pas mettre dans salon, salle à manger, cuisine.

**Vert** : tonicité, régénération, calme, croissance, renouveau, jeunesse, transformation, stimule la recherche et la créativité
en excès : mélancolie
Pièce : cuisine, toilettes, pas dans la chambre et l'entrée

**Beige-Marron** : stabilité, conservatisme, manque de créativité, vibration lourde, persistance du passé, les racines, la stagnation (à éviter)

en excès : ennui, lourdeur

Par ailleurs, le Yin et le Yang sont rattachés à certaines couleurs :

**Yin** : bleu-vert-beige-noir-gris-marron-violet

**Yang** : blanc-jaune-rouge-rose-orange


Les couleurs en feng shui s'utilisent pour exprimer les cinq éléments et les 9 secteurs du bagua.

Secteur richesse et prospérité : bleu, violet et rouge dans n'importe quel ton du plus soutenu au plus pastel.


De même la sélection des objets peut se faire par sa couleur :

- Document écrit à l'encre noire :       secteur perspectives professionnelle
- Tableau avec une forêt :       relations familiales et santé
- Objet en albâtre :       perspective de mariage et bonheur

                                                 conjugal

- Bureau vert :       éducation et connaissance
- Nappe bordeaux :       reconnaissance et réputation
- Bureau blanc :       enfants, sérénité et joie


| Relations familiales et Santé | Bois | Bleu / vert |
|---|---|---|
| Richesse et prospérité | Bois | Bleu / rouge / violet |
| Reconnaissance et réputation | Feu | Rouge |
| Perspective de mariage et bonheur conjugal | terre | Rouge / rose / blanc |
| Enfants, sérénité et joie | Métal | Blanc / pastel |
| Bienveillance et voyages | Métal | Blanc / gris / noir |
| Perspectives professionnelles | Eau | Noir / couleurs foncées |
| Education et connaissance | Terre | Noir / bleu / vert |
| Centre | Terre | Jaune / ton de terre |

Les couleurs s'utilisent pour équilibrer les 5 éléments. Un objet peut contenir les 5 éléments.

**(f) Plantes**

Elles soutiennent et développent un bon chi.
Il faut cependant éviter les feuilles pointues et les cactées épineux (cactus) et privilégier les plantes se développant en hauteur.

Les plantes doivent être en bonne santé. On peut utiliser les fleurs artificielles si elles donnent l'impression d'être fraîches et vivantes.

Les plantes doivent être entretenues.
Les plantes malades avec des insectes, ou donnant des signes de fatigue doivent être changées. Elles épuisent le chi.

**(g) L'eau**

Les fontaines, les chutes d'eau sont propices à stimuler et faire circuler le chi. Le bruit de l'eau qui coule est bénéfique.
L'eau est associée à l'argent.

Les fontaines et petites chutes d'eau à l'intérieur de la maison dans les secteurs perspectives professionnelles et reconnaissance et réputation sont des générateurs de chi bénéfiques.

Si on met une fontaine sur une partie d'un secteur manquant permet de remplir la partie manquante : vous réhabilitez la surface manquante.

Les pièces d'eau sont une solution, mais il faut que l'eau reste propre et fraîche.

**(h) Activation des zones**

L'activation des zones se base sur le principe du cycle constructif ou d'engendrement des cinq éléments :

Prenons la zone **Education et connaissance**, l'élément qui y domine est Terre, or d'après le cycle constructif : le Feu engendre la Terre.

Donc pour cette zone, les bons activateurs sont l'élément de cette zone (Terre) et l'élément (Feu) qui engendre ce dernier.

**Les Huit directions et ses remèdes**

| Bagua | Signification | Remèdes |
|---|---|---|
| | | • Carillon, girouette, drapeau attire le chi |
| | | • Objet anciens, tableau, sculpture, pièce de collection (monnaie), objet en cristal, objet de valeur |
| | | • Affiche, tableau, photo qui évoque la richesse et l'abondance |
| | Richesse & Prospérité | • Objet bleu, rouge, violet |
| Sud-est | Professionnel : Communication et | • Plantes feuilles rondes (arbre de jade ou arbre d'argent) |
| Bois | Information (croissance régulière et expansion) | • Plante feuille rouge, violette, bleu |
| | | • **Fontaine, cascade** |
| | | • Objets symbolisant le bois ou l'eau. |
| | | A éviter : vase ou bouteille vide, plante malade ou feuille acérée, télévision ou toilettes |

| Bagua | Signification | Remèdes |
|---|---|---|
| Sud<br>Feu | Reconnaissance & Réputation<br><br>Professionnel : Relations publiques (marketing et ventes) | • Diplôme, prix, lettre de reconnaissance<br>• Objet en peau, laine, plume, os<br>• Affiche, tableau avec humain, animal, le feu, le soleil, gens célèbres<br>• couleur rouge quelque soit la nuance<br>• **Eclairage**<br>• Forme triangulaire, pyramide, cône<br>• Citation ou dicton faisant référence au prestige<br>• Objets symbolisant le bois ou le feu<br>• Pas d'eau car l'eau détruit le feu donc pas de bleu<br><br>A éviter : eau, poubelle, linge sale, représentation défavorisante (clown triste, nature morte,…), plante fanée ou séchée |

| Bagua | Signification | Remèdes |
|---|---|---|
| Sud-ouest Terre | Perspective de mariage & Bonheur conjugal<br><br>Professionnel : Ressource Humaine, Services médicaux (travail d'équipe) | • Affiche, photo où figure la personne que vous aimez<br>• **2 objets identiques** : symbole d'amour, couple, colombe, dauphins<br>• Couleurs : rouge, rose, blanche<br>• Poèmes ou citations faisant référence à l'amour ou le mariage<br>• souvenir de vacances en amoureux, cadeau de mariage<br>• Objets symbolisant le la terre ou le feu<br><br>A éviter : fleurs séchées, cactus, plante à feuille pointue, photo personne seule, ou symbole de solitude. |

| Bagua | Signification | Remèdes |
|---|---|---|
| Ouest Métal | Enfants, Sérénité & joie, créativité<br><br>Professionnel : Comptabilité &<br>Finances (bon pour la réflexion) | • Affiches, tableaux, photos, sculpture d'enfants<br><br>• Objets ou matériel permettant la créativité : peinture, pinceau<br><br>• Jouets, animaux en peluche<br><br>• couleurs : blanc ou pastel<br><br>• Forme circulaire, ovale, en arche<br><br>• **Objet en métal : cuivre, fer, étain, argent, ...**<br><br>• Citation ou poème sur les enfants : enfant ou créativité<br><br>• Objet personnel lié à la créativité, dessin d'enfant<br><br>• Objets symbolisant le métal<br><br>A éviter : la mort (photo de personne décédé, malade, hiver, soleil couchant,...) la violence, la télévision |

| Bagua | Signification | Remèdes |
|---|---|---|
| Nord ouest Métal | Mentors & Gens secourables bienveillance voyage Professionnel : Créativité, Force & Vitalité (Planification et prise de décision) | • Affiche, tableau, photo, sculpture en rapport avec la religion : bouddha, vierge,… <br> • Image des personnes qui vous ont aidé dans votre vie <br> • Photos d'endroit dans le monde que vous aimez, où vous êtes allés <br> • Couleurs : blanc, gris, noir <br> • **Mobiles musicaux en métal** <br> • Prières, bibles, ou texte en rapport avec la bienveillance <br> • Objets symbolisant le métal <br><br> A éviter : représentation agressive (cactus, crucifix,….), représentation désertique |

| Bagua | Signification | Remèdes |
|---|---|---|
| Nord Eau | Perspectives professionnelles, carrière, occupations<br><br>Professionnel : Flexibilité dans le changement (Réflexion & Créativité) | **Fontaine, chute d'eau, aquarium**<br><br>• Photo, tableau, affiche avec des scènes aquatiques, mers, lac, rivière, cascade,...<br>• couleurs : noir ou foncé, bleu marine<br>• Forme qui ondule<br>• Objet en verre, cristal, miroir<br>• Citation liée au travail<br>• Objets symbolisant l'eau ou le métal<br><br>A éviter : symbole d'instabilité (volcan en éruption, bateaux,...) sensation de vertige (alpiniste), une horloge (augmente le stress) |

| Bagua | Signification | Remèdes |
|---|---|---|
| | | • Livre |
| | | • Affiche, tableau, de montagne, d'endroit paisible |
| | | • Image de gens admirés par leur connaissance : Léonard de Vinci,... |
| | Education connaissance | • Couleurs : noir, bleu, vert |
| Nord-est Terre | Professionnel : Compétition soutenue (bon pour les environnements compétitifs) | • Cristaux (quartz, améthyste ou cristal de verre) |
| | | • Objet en relation avec l'éducation, méditation |
| | | • Objets symbolisant la terre ou le feu |
| | | A éviter : cadre vide, symbole de fermeture (cul de sac, porte fermée, nature morte), obscurité, intolérance, violence. |

| Bagua | Signification | Remèdes |
|---|---|---|
| | | • **Plante** |
| | | • **Fleurs fraîches** |
| | | • Affiche, tableau représentant un corps parfait, la famille, plante et fleurs de jardin, paysage |
| | | • Couleurs : bleu, vert |
| | Relations familiales & Santé | • Objet en bois, |
| Est | Professionnel : Développement | • Imprimés verticaux et à fleurs |
| Bois | (nouveaux projets et bon pour les startups) | • Objets symbolisant le bois ou l'eau |
| | | A éviter : la mort (photo de personne décédé, malade ou à l'hôpital, hiver, soleil couchant, plante desséchée,…) la violence, la télévision, vase vide, objet métallique, micro-onde |

## (i) Exemple de mise en pratique du feng Shui

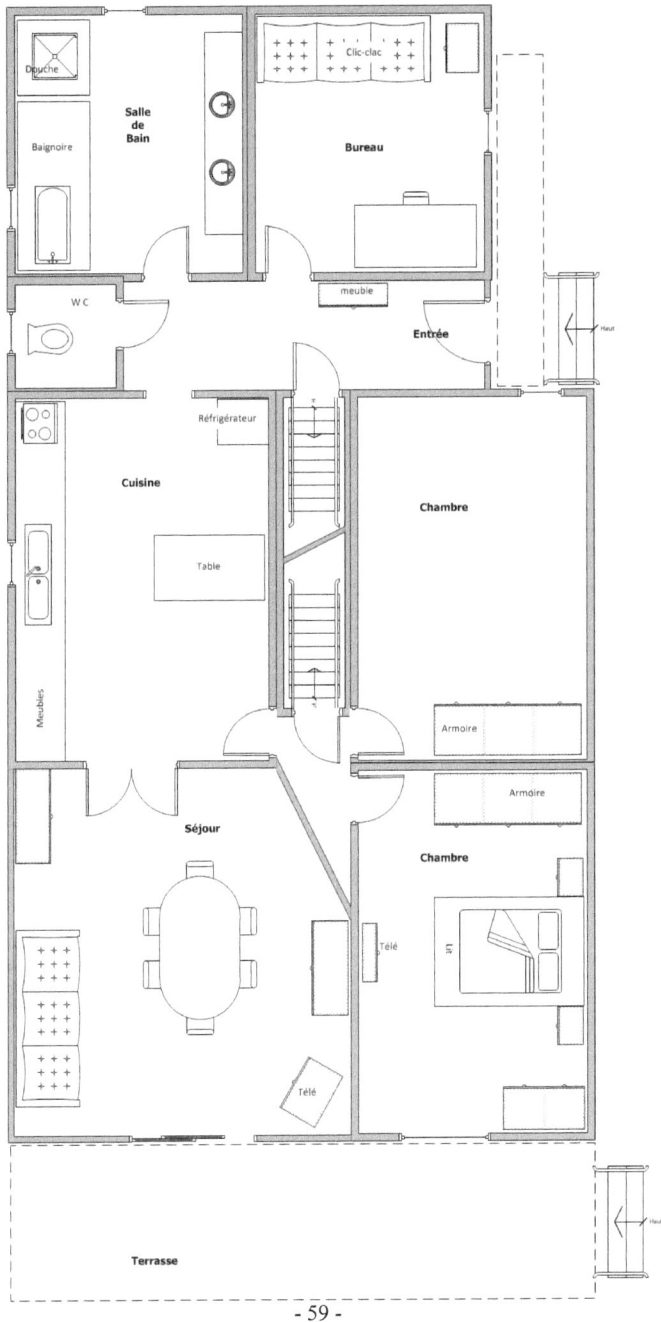

**Les différents problèmes de cette configuration :**

L'entrée est très longue et débouche sur les WC. Il faut mettre des meubles et des objets de décoration le long du couloir afin que l'œil soit attiré par ces objets et non par la profondeur du couloir.

Pour aller au salon il faut parcourir toute la maison. Cela signifie que les personnes ne se reposent jamais et sont fatiguées et épuisées.

La 1ère pièce que nous voyons lorsque nous rentrons est un bureau : les occupants se mettent tout de suite au travail. Pourtant il est utile d'avoir un moment à soi avant de commencer à travailler, c'est notre sas de décompression

Le fait d'avoir les WC en face de l'entrée indique qu'il y a des problèmes d'argent, l'argent rentre et sort rapidement. Il faut maintenir la porte des WC fermée ainsi que le battant des toilettes.

La cuisine est face à la salle de bain. Les portes de salle de bain ne doivent pas être face à face car cela peut entraîner des maux dans la partie centrale du corps, diarrhée, perte d'argent. (Placez des miroirs ou tableaux sur les 2 portes).

Dans l'entrée nous voyons l'escalier qui monte vers le 1er étage. Les escaliers qui font face à la porte d'entrée sont source de problèmes de santé, le bonheur fuit. Mettre un rideau opaque derrière la porte de l'escalier.

La cuisine possède 3 portes, C'est une zone de passage. Cela ne donne pas envie de faire la cuisine car quelque soit la position de la cuisinière nous aurons toujours une porte dans le dos. De plus les couleurs de cette pièce sont bleu gris. Ce qui rend la pièce sombre, terne et sans vie. Les personnes n'ont pas envie de rester dans cette pièce. Enfin cette cuisine est source de dispute.

Quelques aménagements ont été faits : le réfrigérateur a été déplacé à côté de la porte donnant sur l'escalier et la chambre. Le carrelage bleu gris a été peint en jaune. Une nappe dans les tons jaune orangé a été mise sur la table. Je peux vous assurer que le résultat a été spectaculaire, la pièce a été transformée, d'ailleurs les personnes sont plus enclines à rester dans la cuisine. Cela n'a pas nécessité d'investissement trop lourd pour un résultat bénéfique.

Après avoir traversé toute la maison, la première chose que nous voyons est la salle à manger et non le salon. Ceci confirme que les occupants ne se reposent jamais (et c'est le cas). Pourtant il a suffit de réaménager la pièce pour que son énergie change. La table de salle à manger à été déplacée dans le coin à droite, la table basse a remplacé la table de salle à manger ainsi nous remarquons désormais le salon avant de voir la salle à manger.
La pièce fait beaucoup plus conviviale et aérée.

Comme cette maison est en cours de réaménagement je me suis permise de modifier la structure même des pièces. Donc à long terme je vais vous montrer ce que la maison va devenir, sachant que nous ne sommes pas obligés de faire ces transformations, puisque dans un premier temps en attendant les grosses modifications, il a suffit de quelques aménagements peu couteux (que je vous ai présenté ci-dessus) pour déjà modifier l'énergie de la maison. Les personnes qui y vivent se sentent déjà mieux dans leur maison.

**Voici les modifications :**
Tout d'abord nous ne rentrons plus par l'arrière de la maison mais par l'avant. C'est d'autant plus logique, qu'il y a un escalier et une terrasse extérieure attenante au salon et à salle à manger.
Cela donne une pièce de salon salle à manger immense avec un vrai espace d'accueil. La porte de la cuisine à la salle à manger sera remplacée par un mur. Il n'y aura donc

plus que 2 portes dans la cuisine. La salle, d'eau et les toilettes sont au fond de la maison (cela devient une situation normale qui évite que l'argent fuit à tout va). On fait une véranda aménagée avec des plantes au niveau de l'ancienne entrée, ce qui réhabilite la zone du couple qui actuellement est dehors).

**C'est à vous de jouer, n'oubliez pas de faire une transformation et de regarder ce que cela apporte dans votre vie. Ne changer pas tout d'un coup car vous ne sauriez pas si ce que vous avez fait améliore ou non les domaines de votre vie.**

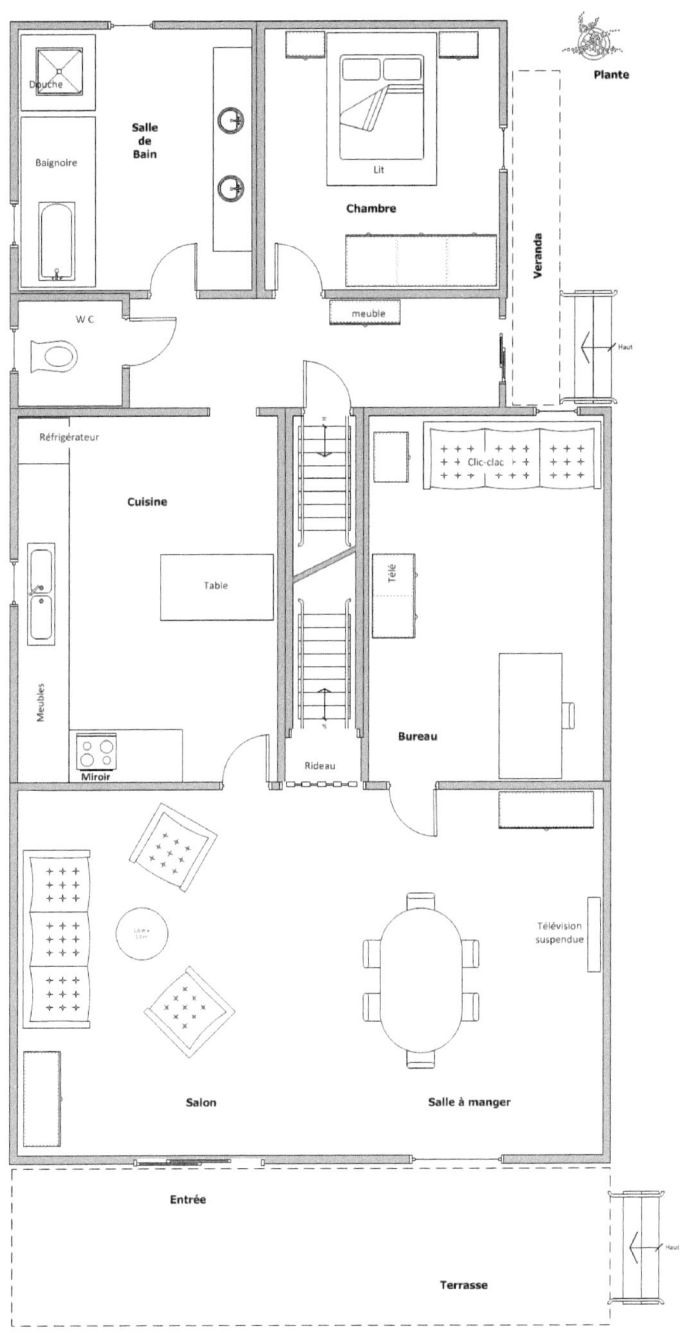

Plante

Douche

Salle
de
Bain

Baignoire

Chambre

Lit

Véranda

W C

meuble

Haut

Réfrigérateur

Cuisine

Clic-clac

Table

Télé

Meubles

Bureau

Miroir

Rideau

Salon

Salle à manger

Télévision
suspendue

Entrée

Haut

Terrasse

# BIBLIOGRAPHIE

Vous trouverez ci-après des livres qui vous permettront d'approfondir vos connaissances :

- L'essentiel du Feng Shui de Lillian TOO
- Le guide illustré du Feng Shui de Lillian TOO
- Feng Shui l'art de mieux vivre dans sa maison de Sarah ROSSBACH
- Le guide pratique du Feng Shui de Terah Kathryn COLLINS
- Votre maison sous bonne influence grâce au Feng Shui de Simon BROWN (méthode avec boussole)
- La décoration Feng Shui de Stephen SKINNER
- Feng Shui force d'Harmonie d'Alexandra VIRAG et Bruno COLET

**Feng Shui pour les bureaux**

- Le Feng Chouei des bureaux de Kirsten M. LAGATREE
- Le petit livre du feng shui au bureau de Lillian TOO

**Feng Shui pour le jardin**

- Le guide illustré du Feng Shui pour le jardin de Lillian TOO
- Mon jardin Feng Shui et moi de Nathalie Normand

# Table des Matières

AVANT PROPOS.................................................................................2

Qu'est-ce que le Feng Shui ? ...........................................................3

Principes de base...............................................................................5

  Le CHI............................................................................................5

  Le Yin et le Yang..........................................................................6

  Les Cinq Eléments.........................................................................8

      (a)Élément BOIS..................................................................10

      (b)Élément FEU....................................................................10

      (c)Élément TERRE................................................................10

      (d)Élément METAL...............................................................11

      (e)Élément EAU....................................................................11

      (f)Combinaisons entre les éléments......................................13

      (g)Principe pour repérer les 5 éléments dans une pièce.........14

      (h)Le cycle de développement et de contrôle .......................14

Les règles de bases du FENG SHUI à connaître................................18

  La luminosité.................................................................................18

  Eviter le désordre..........................................................................19

  La propreté....................................................................................20

  Le choix judicieux des couleurs....................................................20

  Le bon fonctionnement des appareils.............................................20

  Les routes......................................................................................21

  Les portes et les fenêtres...............................................................21

  Les garages...................................................................................23

  L'entrée.........................................................................................23

  Les angles et coins........................................................................25

  Les escaliers..................................................................................25

  Les poutres....................................................................................25

Les huit Aspirations ou BAGUA ou PAKUA...................................27

L'application du Feng Shui chez soi.................................................30

L'Entrée...................................................................30

Le Salon ...............................................................31

La salle à manger.....................................................32

La Cuisine..............................................................33

   (a)L'emplacement et la taille de la cuisine dans l'habitation...............34

   (b)L'emplacement du fourneau dans le Feng Shui...........................35

   (c)La qualité du fourneau (plaque et four)............................36

La Chambre.............................................................36

   (a)L'emplacement de la chambre.....................................36

   (b)Le lit.......................................................37

   (c)La décoration de la chambre.....................................38

   (d)La couleur des draps............................................39

La Salle de bain.......................................................39

Les remèdes du Feng Shui...............................................41

Définition des remèdes.................................................41

Les principaux remèdes.................................................42

   (a)Cristaux.....................................................42

   (b)Eclairages ..................................................43

   (c)Carillon / Musique...........................................44

   (d)Miroir.......................................................45

   (e)L'importance des couleurs....................................46

   (f)Plantes......................................................49

   (g)L'eau........................................................49

   (h)Activation des zones.........................................50

   (i)Exemple de mise en pratique du feng Shui ...................59

BIBLIOGRAPHIE..........................................................64

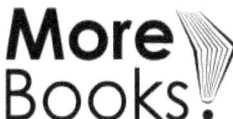
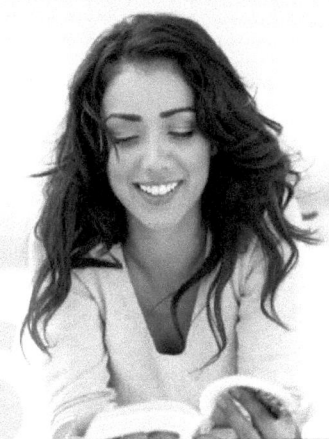
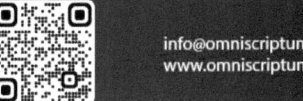
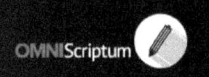

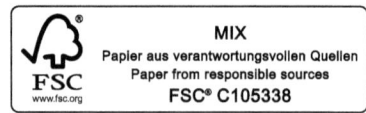
Printed by Books on Demand GmbH, Norderstedt / Germany